Dᵣ F.-M. VERDEAU

Rhumatisme tuberculeux

Cardiopathies inflammatoires

d'origine tuberculeuse

LYON. — IMP. A. REY

RHUMATISME TUBERCULEUX

CARDIOPATHIES INFLAMMATOIRES

D'ORIGINE TUBERCULEUSE

RHUMATISME TUBERCULEUX

CARDIOPATHIES INFLAMMATOIRES
d'origine tuberculeuse

PAR

Le Dr François-Marius VERDEAU

LYON

A. REY & Cie, IMPRIMEURS-ÉDITEURS DE L'UNIVERSITÉ
4, RUE GENTIL, 4

1902

Avant d'aborder le sujet de ce modeste travail nous tenons à remercier nos Maîtres de Bordeaux et de Lyon des bons enseignements que nous avons reçus d'eux et de l'intérêt qu'ils n'ont cessé de nous témoigner pendant le cours de nos études médicales.

Nous avons passé comme externe une année dans le service de M. le professeur Boursier, chirurgien des hôpitaux de Bordeaux. La bienveillance que nous a montrée ce savant Maître et l'attrait que nous avons trouvé dans son enseignement resteront parmi nos plus chers souvenirs.

M. le professeur Antonin Poncet, chirurgien des hôpitaux de Lyon, a bien voulu nous inspirer le sujet de cette thèse et nous faire l'honneur d'en accepter la présidence. Nous sommes fier de placer ces quelques pages sous la haute autorité de son nom. Qu'il soit assuré de notre entier dévouement et de notre plus sincère gratitude.

*Nous devons aux D*rs *Montet, Cuisinier et Vielle d'avoir pu conserver, au milieu des soucis de ces dernières années, la gaîté de notre caractère. Nous n'oublierons jamais les heures agréables passées en commun. Puisse la destinée nous permettre de jeter souvent l'ancre au même rivage dans cette vie flottante qui sera désormais la nôtre.*

M. V.

INTRODUCTION

Parmi les manifestations multiples de l'infection tuberculeuse, les unes se présentent avec des caractères tellement nets que le diagnostic s'impose soit au lit du malade, soit à la table d'autopsie, soit enfin sous le microscope ; un grand nombre au contraire évoluent sous une forme atténuée, sans jamais présenter d'autres accidents que des phénomènes locaux passagers, et de très légères altérations de l'état général.

A côté des formes les plus virulentes peuvent prendre place toute une série de lésions caractérisées par une malignité moindre et une curabilité plus facile. Ces tuberculoses d'une allure spéciale constituent le *rhumatisme tuberculeux* de M. le professeur Poncet.

Les lésions qu'il engendre au niveau des articulations « sont représentées par des produits réactionnels qui en dehors des grains riziformes, n'offrent aucune particularité anatomique. Leurs caractères sont ceux de toutes les lésions inflammatoires. A l'œil nu, sous le champ du microscope, on ne peut en reconnaître la nature.

«Elles vont, dans le rhumatisme bacillaire articulaire, depuis la simple arthralgie, fluxionnaire ou non, depuis l'arthrite légère, fugace, avec exsudat plus ou moins abondant, de qualité variable, jusqu'à l'arthrite aiguë, hydropique, avec épanchement considérable, jusqu'à l'arthrite fibreuse, sèche, noueuse, déformante, etc..., simulant ainsi toutes les arthrites, mono-articulaires, polyarticulaires, englobées dans le terme vague de rhumatisme articulaire [1]».

Nous devons donc admettre à côté de la tuberculose des articulations décrite depuis fort longtemps et bien connue par ses tubercules, ses abcès froids, ses fongosités, ses follicules tuberculeux et ses cellules géantes, une tuberculose atténuée plus bénigne, sans productions ou destructions anatomiques caractéristiques.

Jamais avant la communication de M. le professeur Poncet au Congrès de chirurgie de 1897, l'idée d'un rhumatisme pseudo-infectieux d'origine bacillaire n'avait été nettement formulée. On admettait que la diathèse rhumatismale et l'infection tuberculeuse étaient antagonistes.

Cependant certains auteurs avaient songé à donner à l'arthrite chez les tuberculeux la valeur d'un symptôme de l'infection bacillaire. En 1876, Laveran, *(Progrès médical)*, rapporte l'observation d'un homme qui entre dans son service en proie à des douleurs très vives dans le genou droit, survenues subitement et accompagnées d'hydarthrose. Rien dans les antécédents ne pouvait faire songer au bacille de Koch. La fièvre était peu intense et le diagnostic de rhumatisme articulaire aigu fut aussitôt porté. Mais une semaine après son entrée à l'hôpital le malade fut pris d'une

[1] A. Poncet, Acad. de Méd., 15 juillet 1902.

forte dyspnée, la fièvre devint intense et continue et le malade succomba bientôt avec tous les symptômes de la granulie.

A l'autopsie on trouva de nombreuses granulations tuberculeuses dans différents organes, notamment dans le poumon, les plèvres, le péritoine, le foie, le rein, la rate, etc..., et, sur les synoviales des articulations atteintes pendant la vie, on nota la présence d'un fin semis de granulations grises nettement tuberculeuses.

Et Laveran ajoute en commentant cette observation : « Il n'est pas étonnant de voir la tuberculose, qui se localise si souvent sur les séreuses viscérales, envahir quelquefois les séreuses articulaires ; je serais même porté à croire que, si l'on examinait avec soin les articulations chez les sujets qui meurent de tuberculose aiguë, on y trouverait assez souvent des granulations, et cela expliquerait les douleurs vagues dans les membres et les articulations dont se plaignent beaucoup de malades ; mais en général on ne fait pas cet examen, et il a fallu que ces douleurs prissent un caractère d'acuité tout à fait inusité pour que l'idée me soit venue d'ouvrir les articulations. La confusion possible de la tuberculose aiguë avec le rhumatisme articulaire aigu est un fait clinique intéressant ; il faudra se défier à l'avenir de ces rhumatismes articulaires qui s'accompagnent de pleurésie, de méningite de péritonite, etc., et qui se terminent par la mort, lorsque l'autopsie n'aura pas été faite. »

C'est ainsi que Laveran soupçonne l'existence d'un rhumatisme étroitement lié à l'infection tuberculeuse,

Ce rhumatisme fut étudié dans ces dernières années par M. le professeur Poncet qui lui donna le nom de *rhumatisme tuberculeux*. On peut en trouver la description dans différentes communications (Congrès de chirurgie, 1897 ; Société de médecine de Lyon, 1900, Académie de médecine, 23 juillet et 22 octobre, 1901) et dans la thèse d'Egmann (Lyon, 1901-1902).

L'existence et les caractères de ce rhumatisme tuberculeux étant nettement établis, supposons maintenant que l'attaque rhumatismale ne reste pas limitée aux jointures, mais vienne porter son action offensante sur les autres organes.

« L'existence de ces localisations extra-articulaires nous est fournie par des faits cliniques que nous enregistrons chaque jour. Ils sont d'autant plus acceptables que l'on ne voit pas en vertu de quel privilège les organes, les tissus volontiers frappés par les diverses variétés de rhumatismes infectieux : blennorragique, puerpéral, scarlatineux, etc., ne le seraient pas par le rhumatisme tuberculeux.

« Au nom, encore une fois, de la pathologie générale, il est bien permis de croire que ce qui est vrai pour certaines infections l'est pour un autre état infectieux : la tuberculose. Elle les prime, du reste, par sa fréquence, par ses manifestations multiples, etc.[1] ».

Il serait intéressant d'étudier toutes les localisations viscérales possibles du rhumatisme tuberculeux. On verrait ainsi qu'il peut frapper :

L'appareil circulatoire (endocardite, péricardite, phlébite rhumatismale);

---

[1] A. Poncet, *loc. cit.*

L'appareil respiratoire (pleurésie, etc.);

Le système nerveux (cerveau, moelle, nerfs péri-phériques);

Les voies digestives, etc.

Le but que nous nous proposons est d'étudier, à l'aide de quelques observations, la localisation du rhumatisme tuberculeux sur l'endocarde.

Nous diviserons notre travail en cinq chapitres.

Dans un premier chapitre nous chercherons à expliquer la pathogénie de ces lésions en passant rapidement en revue les différentes opinions émises à ce sujet.

Notre second chapitre traitera des considérations étiologiques auxquelles nous avons été conduit par l'étude des observations que nous avons pu recueillir.

Dans un troisième chapitre nous décrirons les lésions qu'on a pu constater à l'autopsie.

Nous donnerons au chapitre IV les symptômes et les formes cliniques de ces endocardites.

Le diagnostic, le pronostic et le traitement feront l'objet du cinquième et dernier chapitre.

RHUMATISME TUBERCULEUX

CARDIOPATHIES INFLAMMATOIRES

D'ORIGINE TUBERCULEUSE.

CHAPITRE PREMIER

PATHOGÉNIE

En 1875, Perroud songe le premier à attribuer aux toxines de la tuberculose l'endocardite qu'il constate au cours d'une granulie aiguë chez une fillette de douze ans. « C'est donc une petite malade atteinte de granulie aiguë et d'endocardite végétante. La grande confluence de l'éruption pulmonaire et l'ancienneté relative de la lésion ganglionnaire comparée au début récent des troubles fonctionnels cardiaques indique assez que l'endocardite s'est produite dans le cours de l'infection granulique et secondairement à elle, et nous croyons pouvoir ajouter sous l'influence de la même intoxication sanguine. »

Etienne, qui commente cette observation, trouve que les lésions constatées à l'autopsie ressemblent bien aux dépôts fibrineux d'une endocardite végétante quelconque et ne croit pas devoir incriminer la tuberculose,

Teissier, étudiant la pathogénie des lésions cardiaques chez les tuberculeux, pense que le bacille peut agir par sa présence pour créer la lésion spécifique sous ses diverses modalités et qu'il agit indirectement et à distance pour troubler par ses toxines la nutrition de certains organes. Il entrevoit ainsi les endocardites tuberculeuses sans microbes. D'après lui, la tuberculose a une influence vaso-dilatatrice et se comporte comme un poison sclérogène. L'intoxication profonde qu'elle détermine peut avoir des effets qui se transmettent par hérédité. Tessier admet :

1° L'endocardite spécifique qui est due au bacille dans sa forme granulique (tuberculose de l'endocarde), dans sa forme caséeuse (endocardite tuberculeuse) et dans les autres variétés anatomiques un peu différentes du tubercule classique ;

2° La sclérose généralisée ou localisée qui serait due à l'intoxication tuberculeuse lente ;

3° L'endocardite par infection secondaire due aux microbes habituels (streptoccoque, staphyllocoque, pneumoccoques, bacterium coli). Elle se produirait surtout sur les points où l'endocarde a été préalablement lésé.

D'après Hanot, pour la tuberculose comme pour les autres maladies infectieuses, certains symptômes, certaines lésions ne peuvent s'expliquer par l'action directe du bacille, mais semblent, au contraire, dériver nettement d'une intoxication et, dans certains cas où les lésions tuberculeuses sont diffuses, l'intoxication tuberculeuse par la toxine tuberculeuse est, du moins, très plausible. Qu'on admette que le bacille a participé à la formation de ces lésions, puis qu'il a disparu désagrégé et résorbé, qu'on admette qu'il n'est nullement intervenu, il y a tout lieu de supposer que le sang altéré par la toxine a été l'agent de l'altération. Rien ne s'oppose à admettre que ces endocardites aiguës ont été produites par un poison irritatif autre que l'action directe d'un microbe et qu'un poison, une toxine sécrétée soit par un microbe intercurrent, un microbe de la suppuration, par exemple, soit par le bacille de la tuberculose si on ne peut faire entrer en ligne de compte un autre microorganisme, a déterminé le processus anatomique de la valvule. En un mot, ces endocardites toxiques par toxines seraient assimilables jusqu'à un certain point à celles qui s'observent au cours du mal de Bright et qui semblent indiscutablement liées à l'intoxication.

Dans sa communication à l'Académie de médecine (23 juillet 1901), M. le professeur Poncet étudie cette question de la pathogénie des lésions tuberculeuses atténuées.

« Nous sommes loin de l'époque cependant encore rapprochée, où, avec Bonnet, Nélaton, etc., la granulation miliaire, mais surtout la fongosité, l'abcès froid avec son pus parfois d'aspect assez particulier, étaient considérés comme les éléments indispensables, caractéristiques de lésions spéciales, carie osseuse, tumeur blanche, qui devaient plus tard être reconnues comme appartenant à une seule cause et à une seule maladie, la tuberculose.

« On sait l'évolution profonde des idées depuis les grandes découvertes de ces 30 dernières années sur la nature des altérations tuberculeuses, sur leur bacille pathogène et sur les caractères des lésions qu'il engendre. Il n'en est pas moins vrai que, tout en reconnaissant la nature éminemment infectieuse de cette maladie, on a continué généralement malgré les belles recherches de Konig, d'Ollier, de Lannelongue, de Socin, de M. Pollosson, etc., à ne l'envisager dans les articulations que dans ses formes graves. »

M. le professeur Poncet établit ainsi qu'au niveau des articulations le poison tuberculeux détermine une lésion atténuée à laquelle manque en quelque sorte la signature habituelle du bacille, mais qui n'en est pas moins une manifestation certaine de l'intoxication bacillaire.

Ce qui est vrai pour les synoviales doit être vrai pour les autres séreuses et notamment pour l'endocarde. Nous pensons, avec M. le professeur Poncet, que des toxines sont secrétées en un point quelconque de l'organisme, puis lancées dans le torrent circulatoire et viennent se fixer sur différents organes, le plus souvent les articulations et l'endocarde. Nous citerons à l'appui de cette opinion les intéressantes expériences faites récemment par MM. Courmont et Dor. En injectant dans les veines d'un lapin les exsudats d'une tuberculose atténuée on produit des arthrites dans différentes articulations. De ces arthrites, quelques-unes sont nettement tuberculeuses, c'est-à-dire présentent tous les caractères des tumeurs blanches, d'autres, au contraire, sont frustes et les articulations contiennent seulement un peu de liquide séreux. Voici donc un type de lésion certainement tuberculeuse, puisqu'elle est produite par l'injection de matière tuberculeuse et ne se révélant pas par les signes ordinaires de la tuberculose.

Des expériences analogues ont été faites par M. Levi-Sirugue (Th. Paris, 1898) sur le péritoine du chien et du cobaye. Il inocule, dans le péritoine, des produits tuberculeux de virulence différente et voit bientôt se produire parallèlement des formes de péritonite, de gravité variable.

Enfin, M. Dor prenant une végétation papilleuse sur la valvule mitrale d'un sujet mort de tuberculose pulmonaire, constate l'absence de granulations miliaires et en injecte un fragment à la cuisse d'un cobaye. L'animal sacrifié quelques semaines après, présente de nombreux tubercules dans différents organes et, chose curieuse, des lésions valvulaires semblables à celles du sujet autopsié (Obs. XIX).

Nous admettrons donc que la tuberculose peut agir de deux façons sur l'endocarde :

1° Par son microbe, pour donner une lésion typique, la granulation miliaire, affection très rare puisqu'on en trouve seulement quelques cas dans la science;

2° Par ses toxines pour donner une tuberculose atténuée, analogue à celle qui frappe les séreuses articulaires (rhumatisme tuberculeux) et les méninges (méningopathies tuberculeuses), affection plus commune, mais qui n'est souvent qu'une trouvaille d'autopsie.

CHAPITRE II

ETIOLOGIE

Les endocardites tuberculeuses étaient considérées autrefois et jusqu'à ces dernières années comme une affection très rare. C'est, qu'en effet, on n'admettait un processus tuberculeux qu'en présence de fongosités, de granulations tuberculeuses ou de pus. Si nous nous en tenons aux statistiques faites sur la table d'autopsie, nous trouvons des chiffres bien au-dessous de la réalité.

La statistique donnée par Percy-Kidd porte sur 5oo autopsies de tuberculeux avérés. On trouve l'endocarde lésé dans 27 cas seulement, soit 5 pour 1oo.

Willig observe 845 cas de tuberculose généralisée et ne trouve rien à l'endocarde.

Reissner pratique 152 autopsies et ne constate aucune lésion tuberculeuse de la séreuse interne du cœur.

La statistique de Simmond porte sur 126 autopsies d'enfants et pas une seule fois l'endocarde n'était touché.

Sur 15oo autopsies de tuberculeux. Fennwick a constaté 43 fois l'endocardite, 3o fois l'endocardite chronique et 13 fois l'endocardite aiguë.

Il nous est facile de donner aujourd'hui l'explication de ces faits surprenants. Ces différents anatomo-patho-

logistes étaient passés à côté des endocardites tuberculeuses toxiques sans les voir, et nous sommes persuadé
qu'ils ont rejeté de leurs statistiques bon nombre de
cas où l'endocarde présentait des végétations ou des
amas fibrineux qu'ils ont considéré comme de l'inflammation banale. Si, en effet, nous auscultons les tuberculeux dans les services de médecine ou de chirurgie,
nous trouvons que 15 pour 100 environ de ces malades
sont en même temps des cardiaques, que l'évolution de
leur cardiopathie en soit déjà aux lésions orificielles ou
que l'endocardite n'ait encore déterminé chez eux
d'autres signes qu'un léger affaiblissement des bruits du
cœur.

Si on fait une statistique parmi les cardiaques, on
trouve d'après Frommolt sur 277 cas d'affections cardiaques diverses, 23 fois de la tuberculose pulmonaire.

Les cas de coexistence de phtisie pulmonaire et d'endocardite sont donc fréquents, et nous nous étonnons
qu'on ait hésité si longtemps à considérer les deux
affections comme localisations différentes d'une seule
et même maladie.

La tuberculose frappe l'endocarde à tous les âges de
la vie, mais elle est rare dans la vieillesse, le bacille de
Koch ayant une prédilection marquée pour le jeune
âge où l'âge adulte. Deux de nos observations con-
cernent des malades âgés l'un de 60 ans, l'autre de 73.
Ce sont là des exceptions, et la moyenne serait
de 25 à 30 ans.

Les antécédents des malades sont intéressants à étudier. On retrouve, presque chez tous, des douleurs
rhumatismales revêtant tantôt l'aspect de rhumatisme

articulaire aigu, tantôt, du pseudo-rhumatisme infectieux décrit par M. le professeur Poncet. Dans la première catégorie se rangent les cas qu'on est convenu
d'appeler l'endocardite rhumatismale ; dans l'autre,
ceux que nous considérons comme des localisations
abarticulaires du rhumatisme tuberculeux, les seuls que
nous ayons à envisager ici. Il importe donc de bien
faire le diagnostic étiologique du rhumatisme et de
ne considérer comme tuberculeuses que les endocardites survenant au cours ou à la suite d'un pseudo-rhumatisme infectieux.

Nous n'insisterons pas sur les antécédents bacillaires autres que rhumatisme : ce sont les antécédents
de tous les tuberculeux en général (bronchites à répé-
tition, scrofule, etc...) Parfois, on ne trouve absolu-
ment rien dans les antécédents et l'endocardite éclate
comme première manifestation de la tuberculose : quelque temps après survient soit un mouvement fluxionnaire du côté des articulations, soit une poussée de péritonite ou de méningite, soit enfin, une tuberculose pulmonaire qui peut guérir ou évoluer d'une façon très lente

Rien n'est plus variable que le moment d''apparition
des lésions cardiaques chez les tuberculeux. C'est tantôt un accident passager qui survient en pleine évolution d'une tuberculose viscérale, d'autres fois les symptômes cardiaques préviennent les signes pulmonaires.
Parfois, c'est presque simultanément que les phénomènes articulaires, endocarditiques et pulmonaires
font leur apparition. Nous n'en voulons pour preuve
que cette observation publiée dans la thèse de Hugot
(Lyon, 1899-1900, observation VIII).

OBSERVATION I

(Thèse de Hugot, Lyon, 1900-1901.)

Résumé. — *Cas de poussée congestive suraiguë avec hémoptysie.
Pseudo-rhumatisme infectieux; tuberculose miliaire aiguë
buccale dans le cours d'une tuberculose chronique. — Endocardite avec souffle d'insuffisance mitrale. — Guérison.*

Il s'agit d'une jeune fille de vingt ans, ramassée presque morte
de faim sur le pavé de Paris, sans ressource et sans famille. En
présence de son état d'anémie extrême, le médecin de Paris avait
diagnostiqué « misère physiologique, tuberculose probable ». A
son arrivée à Cannes, je trouve quelques râles bullaires au
sommet gauche en arrière, sans souffle ni gargouillement.
L'anémie était profonde, tachycardie sans souffle ; aménorrhée ;
la torpeur intellectuelle était des plus profondes.

Soumise à l'admirable vie de la villa Louise-Ruel, elle vécut
un mois sans accident notable ; pourtant le caractère devenait
de jour en jour plus pénible ; à l'abattement de l'arrivée succé-
dait une excitation notable. Cette enfant, malgré le bien-être de
sa situation, maigrissait toujours, son anémie ne se modifiait
pas.

Vers la fin de décembre 1898, elle est prise de fièvre et de
mal de gorge suspect ; la température monte, en deux jours,
progressivement à 40 degrés, tandis qu'apparaît aux deux pieds
une fluxion articulaire douloureuse, tenant toutes les articulations et la gaine des péroniers. Je diagnostiquai infection rhumatismale (mais avec point d'interrogation sur son facteur étiologique) et, de fait, toute thérapeutique antirhumatismale,
salicylate de soude et de méthyle, antipyrine, fut sans effet. Trois
jours plus tard, une seconde poussée gagna la main droite, présentant les mêmes caractères de diffusion articulaire et tendi-
neuse.

A la fin de la première semaine, hémoptysie violente ; le poumon gauche est mat, du haut en bas on y entend du souffle et des bouffées de râles fins, du même côté existe de la pleurodynie, du côté droit s'entendent des foyers de râles disséminés. En même temps, *tachycardie énorme, avec palpitations. Souffle aortique systolique.* Délire.

L'examen bactériologique des crachats, répété trois jours de suite, ayant fait constater une quantité considérable de bacilles de Koch, je porte le diagnostic de congestion pleuro-pulmonaire granulique avec endocardite tuberculeuse aiguë et pseudo-rhumatisme infectieux.

Un autre phénomène vient encore plaider en faveur de la granulie. Depuis le début, la dysphagie avait été douloureuse ; l'examen de la bouche me permit de constater sur la partie postérieure du voile du palais un semis de petites granulations miliaires, parfaitement adhérentes, légèrement surélevées.

La luette et les piliers étaient tuméfiés, les amygdales palatines congestionnées, pourtant on ne notait pas d'engorgement ganglionnaire. L'état pulmonaire suivait son cours, la dysphagie devenait progressive, les granulations gagnaient les bords de la langue avec les mêmes caractères, tandis que celles apparues au pourtour de la luette ont commencé à s'ulcérer. Ulcération saignante isolant en quelque sorte la luette et gagnant peu à peu vers la base de la langue. La dysphagie atroce empêchait toute alimentation.

Cette évolution concomitante des autres localisations me fit penser à une tuberculose miliaire aiguë bucco-pharyngée.

Comme traitement local, nous instituâmes des cautérisations répétées fréquemment avec le naphtol, tandis que nous agissions sur l'état général par des lavements de créosote. Le premier lavement fut de 3 grammes, le second et le troisième de 4 grammes, ces trois lavements pris chacun à un jour d'intervalle.

Le résultat fut des plus étonnants. Nous vîmes la température tomber à quatre jours, le murmure vésiculaire redevenir normal dans les deux poumons.

Les articulations ont repris leur mobilité normale sans qu'il persistât de déformation ou de raideur.

Quant à la granulie buccale, sous l'action du naphtol, les ulcérations se sont circonscrites, les bords se sont remis à végéter, tout s'est cicatrisé, laissant une cicatrice pâle non rétractile, le tout en un mois de temps.

L'état général s'est parfaitement relevé, la menstruation est réapparue normale, il ne persiste aucun bruit de souffle du cœur.

Telle fut l'évolution de ce cas. Comment l'interpréter ? Nous voyons souvent dans nos régions s'épanouir en quelque sorte des tuberculoses larvées, et cela au bout d'un ou deux mois de séjour. Ici, à l'action tonifiante du climat s'ajoutait encore la vive influence du passage brusque de la misère au luxe, et de la faim à la richesse de la table. Tout cela revivifiait cet organisme, augmentait son pouvoir réactionnel, et cette malade qui avait en elle un germe infectieux auquel elle ne pouvait opposer que de minimes résistances a réagi violemment grâce aux nouveaux éléments de lutte qu'elle venait d'acquérir, du fait de sa nouvelle situation.

La réaction a eu la violence d'une poussée granulique suraiguë de tuberculose et pourtant elle, s'est terminée par la complète guérison.

Enfin, une autre fois, l'endocardite est la dernière d'une longue série de manifestations tuberculeuses ayant frappé déjà les articulations et les viscères. C'est le cas de l'observation suivante.

OBSERVATiON II

(Thèse d'Egmann.)

*Ancienne pleurésie, tuberculose pulmonaire à évolution lente ;
cavités aux deux sommets, surtout à droite. — Polyarthrite
chronique déformante, spécialement des pieds, des mains
et des genoux. — Endocardite mitrale ancienne n'ayant
pas déterminé de rétrécissement ou d'insuffisance appré-
ciable, pas d'hypertrophie du cœur. — Endocardite aiguë
mitrale terminale avec péricardite sèche interne généralisée, sans granulations, sans liquide.*

M. M..., âgée de 38 ans (en 1892), tisseuse, a fait à l'hôpital
de la Croix-Rousse 77 mois de séjour dans l'espace de 9 ans
(1892-1901).

Antécédents héréditaires. — Père mort jeune, probablement
de bacillose, mère morte âgée, de maladie indéterminée.

Antécédents personnels. — A toujours été malade, notamment
pendant son enfance ; plusieurs cicatrices d'adénopathies suppu-
rées du cou.

Elle est venue à Lyon, à l'âge de 12 ans, comme apprentie
dans une maison où elle travaillait beaucoup et était assez mal
nourrie,

En 1899, pleurésie guérie après trois mois sans ponction.

En 1890, la malade a eu ses premières hémoptysies.

Un mois après la guérison de sa pleurésie, la malade a eu un
rhumatisme articulaire aigu. Elle a présenté depuis, plusieurs
crises de rhumatisme.

Novembre 1895, février 1896. — Hémoptysies légères il y a
quelques jours. Déformations très marquées aux pieds et aux
mains : elles sont survenues lentement ; les mouvements des pha-
langes sont très limités. Le genou droit commence à se défor-
mer ; douleurs très vives dans cette articulation.

Les lésions pulmonaires sont très marquées à droite ; l'examen des crachats a révélé l'existence du bacille de Koch.

Décembre 1898. — La malade, qui s'était relativement bien portée durant toute l'année, a vu son état s'aggraver depuis trois semaines ; à cette époque elle prit froid et recommença à cracher du sang ; elle eut aussi pendant une douzaine de jours quelques petites hémoptysies, peu abondantes d'ailleurs.

Lésions pulmonaires avancées surtout à droite.

Ces phénomènes pulmonaires s'amendèrent peu à peu.

Année 1899. — Les lésions pulmonaires persistent toujours, surtout à droite. Déformations articulaires avec atrophie des muscles au voisinage des articulations malades.

25 mai 1899. — La malade a eu une poussée douloureuse généralisée à toutes les articulations, surtout accusée aux genoux, qui a cédé au bout de huit jours.

Les lésions pulmonaires ont continué à évoluer ; dans le courant de l'année 1900, on a eu de l'infiltration très étendue des moitiés supérieures des deux poumons et la formation d'une caverne à droite. *Une endocardite aiguë est survenue quelques jours avant la fin.*

La malade est morte le 1er mai 1901.

L'autopsie faite par M. Devic a montré des lésions tuberculeuses typiques ; au poumon droit, symphyse totale, cavernes du sommet, infiltration dans la partie moyenne.

Au poumon gauche, cavernes de petite dimension au sommet. Granulations dans le reste du poumon.

Ganglions médiastinaux très développés, sclérose rénale manifeste.

Péricardite intense, généralisée ; en aucun point il n'y a de granulations.

Le cœur n'est pas hypertrophié ; végétations rouges sur la mitrale, l'orifice n'est pas modifié.

L'endocardite pseudo-rhumatismale peut survenir chez tous les tuberculeux, qu'ils soient atteints d'une tuberculose viscérale pulmonaire ou autre ou d'une tuberculose périphérique, osseuse ou articulaire, quel que soit également son degré de gravité. Mais la tuberculose pulmonaire étant de toutes la plus commune, il n'y a rien d'étonnant à ce qu'on rencontre l'endocardite le plus souvent chez les tuberculeux pulmonaires. On la trouve également au cours de la granulie. A l'observation II que nous venons de citer, de granulie aiguë généralisée, nous pouvons ajouter celle-ci empruntée à Perroud (*Lyon médical*, 1875).

OBSERVATION III

(Perroud, *Lyon méd.*, 1875.)

Granulie. Insuffisance et rétrécissement mitral. Mort. Autopsie.

B., jeune fille de 12 ans. Aucun rhumatisme antérieur. Granulie. Pouls à 130.

La matité précordiale est augmentée. Il y a un souffle intense au premier temps dont le maximum est à la pointe. On constate un léger souffle présystolique. Souffle très intense et très dur derrière le thorax, dans toute la région dorsale, avec un maximum entre les deux épaules.

Autopsie. — Hypertrophie cardiaque surtout du ventricule gauche.

Le bord libre de la valvule mitrale présente une multitude de petites végétations confluentes et rosées qui forment un liséré épais finement découpé et des plus élégants. Cette valvule était par le fait légèrement insuffisante et l'orifice se trouvait un peu rétréci.

Poumons farcis de granulations. Ganglions bronchiques très volumineux.

Enfin, parmi les tuberculoses chirurgicales, il serait facile de retrouver un pourcentage à peu près égal à celui que nous avons donné pour les tuberculoses médicales. Nous citerons seulement, comme exemple, l'observation suivante rapportée par Giraudeau *(Bulletin médical,* 1895).

OBSERVATION IV

(Giraudeau, *Bull. méd.* 1895.)

Sacro-coxalgie. Rétrécissement mitral. Asystolie. Guérison.

Jeune fille présentant un *rétrécissement mitral* ancien qui est resté silencieux pendant quelques années et qui donna lieu tout d'un coup à une attaque d'*asystolie.* Cette attaque d'asystolie se dissipa très rapidement.

Pas de rhumatisme dans les antécédents, mais la malade était immobilisée au lit depuis de longues années pour une sacro-coxalgie et des lésions tuberculeuses de la hanche gauche.

Elle portait dans cette région de nombreux abcès ainsi que des fistules en voie de suppuration.

Dans la plupart des cas, la cause déterminante de cette localisation sur l'endocarde nous échappe et il nous est impossible de dire pourquoi notre malade a fait une endocardite et non pas une méningite ou une péritonite. Mais l'expérimentation nous montre que si, chez un lapin rendu tuberculeux par inoculation, nous faisons au niveau des valvules un léger traumatisme, l'agent infectieux fixe immédiatement en ce point ses toxines, et une endocardite valvulaire de nature tuberculeuse éclate peu de temps après. Ces traumatismes sont réalisés du reste à l'état normal, puisque à chaque systole cardiaque les valvules viennent s'accoler dans une partie de leur étendue. Il est très plausible d'admettre que ces frottements répétés ne sont pas étrangers à la localisation du processus inflammatoire, et la meilleure preuve en est que fréquemment les végétations se disposent en fine collerette dessinant la ligne suivant laquelle les valvules s'adossent l'une à l'autre.

Un traumatisme externe peut agir aussi comme cause déterminante et réveiller une affection jusque là latente, mais qui n'attendait qu'une occasion pour se manifester. C'est le cas de la très intéressante observation qui suit :

OBSERVATION V (inédite).

(Recueillie à l'hôpital Laënnec, service de M. Barié, due à l'obligeance du Dr Chambelland.)

Traumatisme de la région précordiale chez un prédisposé à la tuberculose. — Consécutivement, poussée de tuberculose pulmonaire et endocardite avec rétrécissement mitral. — Amélioration après quelques mois de traitement.

Antécédents héréditaires. — Père mort tuberculeux. Mère morte d'hydropisie symptomatique de tumeur abdominale. Femme morte bacillaire : ni frères ni sœurs.

Antécédents personnels. — Rougeole, bronchite à l'âge de 10 ans. A 17 ans, chute sur le coin d'une table d'imprimerie et coup violent reçu au niveau du sein gauche. Violente douleur, syncope, oppression. Douleur précordiale pendant quelques jours. Pas de crachements de sang. Le malade reprend bientôt son travail. A 20 ans, crise de rhumatisme polyarticu-

laire aigu qui dura cinq à six mois sans laisser de trace. Stigmates d'hystérie et neurasthénie aiguë. Ethylisme. Absinthisme.
Depuis le choc, crises de trachycardie et de palpitation, de dyspnée d'effort. Ce sont des crises fugaces qui ne laissent pas de
traces.

Histoire de la maladie.— En janvier 1902, la toux commence
d'abord diurne, puis nocturne. Puis survient de l'amaigrissement, de l'inappétence et de la céphalée. Pas de constipation ni
de diarrhée. Sueurs noturnes. Epistaxis. Depuis son entrée
(avril 1902), quintes de toux la nuit, survenant à heures fixes.
Expectoration rare, épaisse, blanche, aérée. Les sueurs dimi-
nuent, l'appétit reparaît et la digestion s'améliore. Pas d'œdème
des membres inférieurs. Température à oscillations régulières, à
type inverse avec maximum le matin.

Cœur : La pointe bat dans le cinquième espace. Il n'y a point
de frémissement cataire. Au milieu de l'extrémité sternale du
troisième espace intercostal on entend un souffle doux, diastolique, sans renforcement présystolique et se propageant vers la
clavicule droite et les carotides. Tension artérielle : 19.

Poumon : A droite, submatité dans la fosse sous-épineuse.
Expiration prolongée et sibilances. Craquements. Râles sous-
crépitants provoqués par la toux. Le poumon gauche semble à
peu près normal.

23 avril 1902. — Gros souffle tubo-caverneux dans la fosse
sous-épineuse. Congestion des bases...

L'observation s'arrête. Légère amélioration de la malade.

Enfin il intervient encore un facteur étiologique que
nous ne pouvons passer sous silence, c'est l'hérédité.
Le rôle de l'hérédité dans les tuberculoses atténuées a
été mis en lumière par M. le Dr Thévenot (Médecine
moderne, avril 1902). M. Thévenot relate quatre observations concernant le père, la mère, le fils et la fille. A
l'exception du père, tous ces malades présentent des

manifestations tuberculeuses larvées à localisations différentes. Le père a eu des attaques de rhumatisme articulaire aigu franc, qui semblent avoir prédisposé les enfants aux manifestations articulaires. La mère appartient à une famille de tuberculeux, et est atteinte de tuberculose pulmonaire qui guérit sous l'influence d'une saison au Mont-Dore et d'un court séjour dans le Midi. Le fils a eu à l'âge de sept ans une méningite tuberculeuse qui guérit. A l'âge de quinze ou seize ans il fut atteint d'une adénite axillaire droite. Quelques années plus tard il eut une poussée de tuberculose du sommet droit. Le ganglion se tuméfia peu à peu. L'affection dura en tout trois mois. La poussée de tuberculose du sommet droit s'accompagna d'hémoptysies. A l'âge de vingt-six ans il fut atteint de douleurs vagues généralisées, et en même temps de douleurs violentes du membre inférieur gauche qui débutèrent brusquement et disparurent au bout de huit jours. Ces douleurs, qui furent mises sur le compte d'une sciatique, semblent plutôt dues à une localisation passagère des toxines tuberculeuses, non pas sur les articulations mais sur le sciatique gauche. Toutes les lésions présentées par le malade ont très bien guéri.

La fille a présenté, elle aussi, plusieurs localisations de tuberculose larvée. Nous publions ici son observation qui nous intéresse tout particulièrement, puisque l'endocarde fut touché aussi par la toxine.

OBSERVATION VI

(Thévenot, Rhumatisme familial, *méd. mod.*, 3o avril 1902.)

Antécédents rhumatismaux et tuberculeux. — Poussée de rhu-
matisme tuberculeux. — Guérison. — Tardivement, endo-
cardite avec souffle d'insuffisance mitrale. — Guérison.

Mlle S..., 2i ans, a joui pendant son enfance d'une bonne
santé. A l'âge de 16 ans 1/2, quinze mois après un traumatisme,
cette jeune fille éprouve des douleurs violentes dans le genou
gauche, dont l'articulation fut, huit jours plus tard, disten-
due par un épanchement considérable de synovie. Un mois
après, le genou droit présentait les mêmes symptômes.

Ces accidents articulaires persistaient depuis quatre mois,
lorsque la malade vint voir M. Poncet, en 1897. A ce moment,
les signes cliniques étaient ceux d'une double arthrite fongueuse,
empâtement diffus, douleur vive à la pression au niveau de l'interligne articulaire, les culs-de sac synoviaux distendus.

Les mouvements étaient très limités, on notait de plus une
atrophie notable des masses musculaires des deux membres. Le
genou droit paraissait moins malade que le genou gauche. L'état
général était loin d'être bon. Mlle S... était pâle, très amaigrie,
et chez elle le diagnostic de tuberculose articulaire paraissait
devoir être d'autant plus ferme, que sa mère avait été atteinte
autrefois de tuberculose pulmonaire.

Tandis que le genou droit était soumis à des séances de mas-
sage méthodique, M. Poncet fit à gauche des pointes de feu
profondes et le genou gauche fut immobilisé trois mois dans un
bandage silicaté.

La malade fut envoyée à la campagne où elle resta pendant
trois mois.

A son retour, l'état général s'était amélioré. Elle souffrait
moins de ses deux genoux dont le gonflement avait diminué;
mais elle se plaignait d'arthralgies diverses, de douleurs plus ou

moins vives, parfois très vives, dans les os, dans les tibias, dans les diverses articulations.

Ces accidents douloureux ne se traduisaient par aucune lésion apparente.

Mlle S... passa son hiver à Menton où elle retourne encore l'année suivante, après être revenue à diverses reprises prendre les conseils de M. le professeur Poncet.

De nouvelles pointes de feu furent encore appliquées sur les deux genoux et un traitement général fut suivi pendant les trois dernières années.

Mlle S..., passait les hivers dans le Midi et les étés dans la montagne. Sous l'influence de cette double médication générale et locale une transformation s'est produite dans l'état de la malade.

Actuellement elle a engraissé, elle a toutes les apparences d'une bonne santé. Elle ne se plaint plus que de douleurs articulaires et osseuses vagues surtout au cou-de-pied. Elle monte sans difficulté, sans aucune claudication ; ses genoux ont leur volume et leur mobilité presque normale, elle a même dansé l'hiver dernier.

L'observation de M. le Dr Thévenot s'arrête ici. M. le professeur Poncet a bien voulu nous donner les renseignements suivants.

Au mois de juillet 1902, cette malade, dont l'état général laisse beaucoup à désirer depuis quelques mois, est atteinte de troubles circulatoires relevant d'une *endocardite avec insuffisance mitrale* que révèle un souffle systolique à la pointe, qui se propage dans l'aisselle et qu'on entend jusque sous l'omoplate gauche (diagnostic de M. le professeur Weill). L'origine en est vraisemblablement rhumatismale. Elle entre sans doute en jeu dans l'apparition des crises nerveuses, crises dans lesquelles il y a un élément nerveux pathologique certain, mais aussi un état de défaillance circulatoire.

9 juin 1902. — Amaigrissement notable. Etat général laissant beaucoup à désirer. Malaise. Tendance syncopale remontant comme première manifestation à l'automne dernier. Plus de

douleurs, plus de gonflement des genoux qui sont complètement libres. Plus d'ostéalgie ni d'arthralgie depuis les troubles cardiaques.

19 juin. — Le mieux continue.

3 juillet. — La malade va de mieux en mieux.

1er octobre. — Le cœur va mieux. Les malaises ont disparu mais le souffle persiste. Plus de douleurs articulaires ou autres, mais céphalées violentes résistant à tout. L'état général n'est pas très bon quoique la malade dise se bien porter.

12 novembre. — M. le Dr Thévenot a vu hier les parents de la malade. Celle-ci est complètement rétablie et se plaint seulement de palpitations.

En résumé, dans l'histoire de cette malade nous trouvons : du côté du père des attaques de rhumatisme articulaire aigu qui ont très probablement laissé chez ses enfants une prédisposition aux manifestations articulaires. Du côté de la mère, des accidents tuberculeux qui ont guéri, mais laissent héréditairement des enfants tuberculisables. Chez la fille, c'est une infection bacillaire des deux genoux qui finit par disparaître lentement sous l'action d'un traitement prolongé avec des manifestations articulaires plus ou moins répétées et tenaces uniquement constituées par des arthralgies. Chez le fils, ce sont des accidents plus variés encore, d'abord méningite tuberculeuse, puis douleurs rhumatismales, puis tuberculose pulmonaire. Il semble que tous les membres de cette famille soient voués à une infection bacillaire remarquable par sa bénignité. Cela est-il dû à la virulence trop faible du bacille où à la résistance exaltée du terrain, nous ne saurions le dire, mais il nous est permis de conclure que ce qui est héré-

ditaire, c'est non seulement la prédisposition à faire de
la tuberculose, mais encore à la faire avec une évolution déterminée, toujours la même. Méningopathies,
cardiopathies, tuberculoses viscérales, toutes les manifestations tuberculeuses présentées par cette famille ne
sont que des localisations différentes d'une même diathèse transmise par l'hérédité.

CHAPITRE III

ANATOMIE PATHOLOGIQUE

Nous sommes encore peu renseigné sur l'anatomie
pathologique des endocardites du rhumatisme tuberculeux, car elles guérissent souvent et toutes les observations ne sont pas suivies d'autopsie. Néanmoins, les
constatations qu'elles nous ont permis de faire ont suffi
pour établir les caractères principaux de cette lésion qui
offre du reste une grande analogie avec ce qu'on a déjà
décrit pour les séreuses articulaires dans le rhumatisme
tuberculeux.

Nous distinguerons deux sortes de lésions, des lésions principales et des lésions accessoires.

I. *LÉSIONS PRINCIPALES*

Nous voulons désigner par ce terme les modifications ·de l'endocarde lui-même réservant le nom de
lésions accessoires aux modifications concomitantes
du cœur et des autres appareils.

Les lésions principales de l'endocardite tuberculeuse
larvée peuvent se rencontrer sous cinq formes différentes.

1º Forme inflammatoire simple ;
2º Forme exsudative ;
3º Forme ulcéreuse ;

4° Forme scléreuse ;

5° Forme végétante.

Quel que soit le type que l'on étudie, le siège est presque toujours le même. Les lésions occupent surtout la face auriculaire et ventriculaire des valvules mitrales et tricuspide. D'après une statistique de Gunsberg, sur 56 cas de lésions diverses cardiaques dans la tuberculose, on trouve 23 fois des affections de la mitrale. Sur les 17 autopsies que nous avons pu réunir, nous avons vu :

L'orifice mitral atteint 16 fois.
- seul 8 fois.
- en même temps que l'orifice aortique 5 fois.
- en même temps que l'orifice tricuspide 3 fois.

L'orifice aortique atteint 5 fois.
- seul jamais.
- en même temps que l'orifice mitral 5 fois.

L'orifice tricuspide atteint 4 fois.
- seul 1 fois.
- en même temps que l'orifice mitral, 3 fois.

1° **Forme inflammatoire simple.** — Ce qui frappe au premier abord, c'est l'absence complète de granulations miliaires. Les valvules sont infiltrées, épaissies, présentant une sorte d'œdème gélatineux qui doit gêner leurs mouvements pendant la vie. En somme, épaississement, œdème, infiltration, congestion, tels sont les caractères principaux de cette première forme dont nous donnons les deux types suivants :

OBSERVATION VII

(Thèse de Teissier obs. XXXIV).

Tuberculose. — Rhumatisme. — Mort. — Autopsie.
J. K...; 60 ans.

Antécédents personnels. — Fièvre rhumatismale 30 ans auparavant.

Au moment où le malade entre à l'hôpital, signes de phtisie. Le malade meurt après un séjour de trois mois.

Autopsie.

Poumon. — Nodosités fibro-caséeuses du sommet des deux poumons, produisant des rides dans ces points.

Cœur. — P. = 540 grammes. Hypertrophie et dilatation généralisée. Valvules aortiques et mitrale fortement épaissies. Bordure de végétations. Légères ulcérations à la surface auriculaire de la mitrale. Orifice mitral dilaté.

OBSERVATION VIII

Recueillie dans le service du Dr Barié à l'hôpital Laënnec
(Due à l'obligeance du Dr Chambelland.)

Douleurs rhumatismales. Tuberculose. Arythmie. Mort.
Autopsie.

J. S..., concierge, morte à soixante-treize ans.

Antécédents héréditaires. — Père mort jeune d'ectasie aortique. Mère morte très âgée. A eu sept enfants dont six sont morts en bas âge. Mariée deux fois.

Antécédents personnels. — Depuis deux ans elle ne peut plus travailler. Douleurs articulaires violentes (genou, cou-de-pied, épaule, poignet). Maigrit depuis. Douleurs lombaires exagérées par la marche. Migraines, palpitations, légère incontinence d'urine.

Etat actuel. — Soif ardente. Langue sèche, râpeuse, en brosse. Appétit conservé. Constipation. Urine rare, épaisse, d'odeur forte sans albumine ni sucre. Œdème malléolaire.

Râles ronflants disséminés dans la poitrine.

Pouls filiforme. — Artères radiales dures. Arythmie.

Deuxième bruit clangoreux

Le 1er juin, apparaît une dyspnée croissante. La malade continue à manger et à marcher.

Mort le 4 juin dans un accès de dyspnée.

Autopsie. — Péricarde : pas d'épanchement. Symphyse généralisée, mais pas très adhérente. Les deux feuillets sont farcis de granulations.

Cœur : pèse 330 grammes. Muscle un peu pâle violacé. Pas d'épaississement des parois. Pas de granulations apparentes. Sigmoïdes aortiques suffisantes. Légère induration de la base des nids de pigeon. Plaques d'athérome au-dessus du bord libre des valvules. Coronaire antérieure perméable dans toute son étendue. Léger épaississement des valves de la mitrale au niveau du sinus mitro-aortique. Pas de lésions de la tricuspide.

Poumons et plèvre. — Epanchement pleural citrin assez abondant. Pas de signes de tuberculose aux poumons.

Reins : petits, rouges, peu granuleux, à capsule non adhérente.

Foie : pèse 1310 grammes. Rouge foncé. Aspect du foie muscade.

2° **Forme exsudative.** — On constate de la rougeur sous forme d'arborisations vasculaires. Sur les valvules atteintes apparaissent de petites saillies festonnées qui constituent le premier stade d'une lésion que nous décrirons plus loin sous le nom d'endocardite végétante ou verruqueuse. Ces saillies sont blanches ou brunâtres et reposent sur un fond gris rosé. Si on pratique dans leur épaisseur une coupe verticale, on voit qu'elles sont formées par des dépôts fibrineux disposés en réseaux dans les mailles desquels se trouvent inclus des leucocytes. Ces lésions ont été décrites par Tripier, dans le *Lyon médical* (1879). Nous lui empruntons l'observation suivante :

OBSERVATION IX

(Tripier, *Lyon médical,* 1879.)

Rhumatisme subaigu. — Tuberculose pulmonaire. — Endocardite avec rétrécissement mitral. — Hypertrophie du cœur. — Mort. — Autopsie.

J. P..., dix-huit ans.

Antécédents héréditaires. — Aucun antécédent tuberculeux dans sa famille, mais sa sœur a eu du rhumatisme articulaire aigu.

Antécédents personnels. — A l'âge de huit ou dix ans, bronchite aiguë à la suite de laquelle rhumatisme articulaire subaigu qui dura près d'un mois sans obliger la malade à garder le lit.

État actuel. — Jamais d'hémoptysies. Palpitations sous le moindre effort. Anasarque considérable. Pouls veineux.

Submatité au poumon gauche en arrière. Au sommet droit, expiration prolongée. Râles muqueux çà et là.

Au cœur, battements très fréquents et tumultueux. La pointe bat dans le cinquième espace en dehors de la ligne mammelonnaire. On perçoit un frémissement cataire dont le maximum d'intensité est dans le troisième espace près du sternum. A l'auscultation, souffle présystolique à la pointe. M. Tripier porte le diagnostic suivant : Endocardite rhumatismale chronique. *Rétrécissement mitral.* Hypertrophie du cœur. Congestion pulmonaire. Adhérences pleurales et albuminurie secondaire.

Quelques jours après, survient un épanchement dans les plèvres et la malade succombe.

Autopsie. — Adhérences péricardiques au niveau du ventricule droit. Cœur hypertrophié, surtout à droite. Rétrécissement mitral très net. Petites concrétions fibrineuses sur la valvule tricuspide.

Poumon: adhérences pleurales. Congestion très prononcée du sommet. Atélectasie. Ganglions bronchiques augmentés de volume. Pas de tubercules dans le parenchyme pulmonaire ni dans les autres organes.

3º **Forme ulcéreuse.** — Dans la forme ulcéreuse le processus irritatif est déjà plus avancé. Outre la congestion et l'épaississement des tissus on note une perte de substance pouvant intéresser quelquefois presque en totalité l'épaisseur de la valvule. Les dimensions de ces ulcérations sont des plus variables. Tantôt creusées en entonnoir, tantôt taillées à pic, tantôt uniques, tantôt multiples, elles sont le plus souvent accompagnées de végétations papilliformes qui les entourent ou les comblent.

Comme nous avons posé en principe l'absence de lésions destructives dans les endocardites que nous étudions, nous devons, pour ne pas être en contradiction avec nous-même, établir une légère distinction entre les ulcérations de l'endocardite tuberculeuse et celles de l'endocardite rhumatismale. Les lésions ulcéreuses de l'endocardite rhumatismale sont ulcéreuses d'emblée tandis que celles que nous mettons sur le compte de la bacillose ne le deviennent que secondairement. Nous pensons que les végétations que l'on rencontre dans la forme végétante peuvent arriver à se résorber et laisser à leur place une perte de substance. Cette conception est en somme très rationnelle puisque, dans certains cas nous voyons une ulcération comblée en partie par une papille étranglée à sa base, pédiculisée et en voie de résorption. Nous donnerons comme exemple l'observation suivante de Girode, citée par Etienne.

OBSERVATION X

(Girode, cité par Etienne, *Arch. de méd. expérim.*, 1898.)

Tuberculose pulmonaire. — Cardiopathie. — Mort. — Autopsie.

X..., corroyeur. Pneumonie tuberculeuse.

Autopsie. — Endocarde très altéré. Tout le bord libre de la tricuspide est occupé par des ulcérations à pic et des végétations en chou-fleur. Au bord libre de la valvule postérieure, ulcération plus large d'où naît un énorme mammelon végétant, gros comme un index, semblant constitué par des coagulations fibrineuses d'âge différent, mêlées de quelques dépôts cruoriques ; végétations analogues en divers autres points de l'endocarde. Soit par ensemencement, soit par coloration dans les coupes, Girode n'a pu révéler la présence du bacille de Koch.

4° **Forme scléreuse.** — Le tissu fibreux est épaissi, les cordages tendineux qui retiennent les valvules sont hypertrophiés et durs ; ils peuvent même se rompre quelquefois. Toute la zone atteinte par le processus tuberculeux prend une consistance cartilagineuse, souvent même elle est le siège d'une infiltration calcaire et présente par endroits des plaques d'aspect ossiforme. Ces altérations du reste n'excluent pas les lésions déjà décrites et il n'est pas rare de voir sur ces plaques calcaires ou à côté d'elles des végétations, des ulcérations ou des dépôts fibrineux. On comprend aisément que cette transformation des éléments normaux en tissus scléreux non élastiques gêne considérablement le fonctionnement des valvules. C'est dans ces cas, en effet, qu'on observe le plus souvent les déformations des orifices. Nous reproduisons ici deux observations typiques d'endocardite tuberculeuse à forme scléreuse.

OBSERVATION XI

(Thèse de Tessier.)

Tuberculose pulmonaire. Rhumatisme tuberculeux.
Endocardite. Mort. Autopsie.

Fr. G,.., maréchal-ferrant.

Antécédents personnels. — Rougeole. Influenza à la suite de laquelle le malade a toujours toussé. Il y a quelque temps, douleurs subaiguës persistantes dans les jointures. Douleurs généralisées avec un peu de gonflement.

Examen du malade. — Toux fréquente. Expectoration muco-purulente contenant des bacilles. Signes d'infiltration et de ramollissement aux deux poumons.

Cœur : On ne sent pas battre la pointe. On la délimite par la percussion au siège normal. Le premier bruit est sourd et parcheminé Le deuxième bruit est accentué au niveau de l'artère pulmonaire. Le pouls bat à 88. Il est régulier. Les radiales sont dures. La pression artérielle est de 12.

Autopsie. — Cœur. Poids 260. Il est vide de sang. Le ventricule gauche a des parois très épaissies (2 centimètres environ à 1 centimètre de l'insertion valvulaire). Coloration feuille morte du myocarde. Endocarde pariétal opaque. Endocarde valvulaire mitral épaissi, blanchâtre sur ses bords qui présentent des nouures au niveau des insertions des piliers. Cet épaississement semble appartenir surtout à la face auriculaire des lames. Les tendons sont épaissis, raccourcis. Pas de trace d'inflammation récente. Les valvules aortiques sont saines. Plaques d'athérome au niveau de l'aorte.

Le ventricule droit est un peu dilaté, avec un léger épaississement de ses parois (5 millimètres). L'endocarde pariétal est opalescent. L'endocarde valvulaire de la tricuspide est épaissi, surtout au niveau de ses bords. Les valvules pulmonaires sont saines.

OBSERVATION XII

(Mouisset et Bard. *Soc. des Sc. médic. de Lyon* 1894.)

Tuberculose pulmonaire. Souffle d'endocardite. Mort. Autopsie.

Chez un tuberculeux ancien âgé de vingt-six ans, mort de granulie récente, Mouisset avait constaté pendant la vie dans la région méso-cardiaque un *souffle systolique qu'on qualifia d'extra-cardiaque*. Jamais il ne s'est accompagné d'asystolie. A l'ouverture du cœur on voit que la valvule mitrale a ses bords épaissis et comme calcifiés. Il s'agit là d'une endocardite ancienne, mais en un point très limité s'est greffée une lésion aiguë endocarditique, une petite frange contemporaine à la dernière poussée de granulie.

La preuve de la nature bacillaire de ces lésions n'a pu être fournie par l'examen bactériologique pas plus que par l'examen histologique.

5° **Forme végétante.** — C'est de beaucoup la plus fréquente. Elle n'est qu'un terme plus avancé de la forme exsudative que nous avons déjà étudiée plus haut. Les exsudats, en effet, s'organisent bientôt : dans les réseaux de fibrine, s'amassent des leucocytes. Il se forme dans l'épaisseur de l'endocarde, de véritables bourgeons charnus présentant une tendance à l'organisation définitive. Mous et friables au début (obs. VII), ils deviennent bientôt durs et opaques et adhérent fortement à la séreuse. Ils sont souvent recouverts d'une mince couche de fibrine. D'autres fois ils présentent l'aspect de petites verrues ou de papilles sessiles ou pédiculées (obs. XVI). Leur volume varie de celui d'une tête d'épingle (obs. XII, XIII) à celui d'un pois (obs. XIV) ou même d'une noisette (obs. XV). Comme les végétations de l'endocardite rhumatismale ils peuvent se détacher de leur base d'implantation et devenir le point de départ de phénomènes emboliques.

OBSERVATION XIII

(Etienne, *Arch. de méd. expérim.*, 1898).

Tuberculose pulmonaire. — Mort. — Lésions de l'endocarde trouvées à l'autopsie.

L..., trente-huit ans, ménagère.

Antécédents héréditaires. — Rien à signaler.

Antécédents personnels. — Bronchite à dix-huit ans. Alcoolisme très accentué.

Examen clinique. — Caverne tuberculeuse au sommet droit.

Auscultation du cœur impossible. — Meurt dix jours après son entrée.

Autopsie. — Poumons : Enorme caverne au sommet gauche. Les deux poumons sont farcis de tubercules,

Cœur : Les deux valvules auriculo-ventriculaires sont épaissies. Sur le bord libre de la mitrale et de la tricuspide on trouve de petites végétations fibrineuses très menues.

Rien aux sigmoïdes.

Recherches bactériologiques. — Ensemencement sur gélose et gélatine, rien. On inocule le péritoine d'un cobaye. Il se développe un chancre tuberculeux au point d'inoculation. Vingt-deux jours après, le cobaye succombe en présentant de la bacillose généralisée avec d'abondantes germinations surtout sur les plèvres, le poumon et le parenchyme hépatique.

OBSERVATION XIV

(Etienne, *Arch. de méd. expérim.*, 1898.)

Tuberculose des deux sommets. — Aucun signe de cardiopathie pendant la vie. — Mort. — Lésions d'endocardite à l'autopsie. — Examen bactériologique et microscopique négatifs. — Inoculation positive au cobaye.

S. G..., quinze ans, ouvrière.

Antécédents héréditaires. — Rien à signaler.

Antécédents personnels. — Rien à signaler avant les hémoptysies pour lesquelles elle entre à l'hôpital (10 novembre 1897).

Examen clinique. — Signes de tuberculose aux deux sommets. Crachats muco-purulents.

Cœur normal. Bruits bien frappés. P. = 124. Pas d'œdème. Mort le 23 mars 1898.

Autopsie. — Poumon : Vaste caverne à gauche. Induration et infiltration tuberculeuse des lobes moyen et inférieur. Congestion des bases.

Cœur : La valvule mitrale a son bord libre complètement entouré d'un anneau de fines végétations fibrineuses, frangées, grosses comme de petites têtes d'épingles assez adhérentes. Sur les valvules sigmoïdes aortiques il existe au niveau de leur maximum de convexité, c'est-à-dire au niveau des facettes de juxtaposition, une très fine collerette de végétations semblables, rouges, peu friables. Pour chacune de ces valvules la collerette part de chacun des angles de la sigmoïde et, s'incurvant, suit la valvule selon le trajet indiqué.

A la valvule tricuspide on trouve un anneau analogue à celui qui occupe le bord de la mitrale, mais les végétations sont un peu moins nombreuses et moins denses

Recherches bactériologiques. — Ensemencement sur bouillon et gélose : les tubes sont restés stériles. On introduit aseptiquement un fragment de végétation aortique dans le péritoine d'un cobaye. Le cinquième jour il se développe au point d'inoculation une ulcération légèrement fongueuse. Le cobaye succombe trois mois après l'inoculation. On trouve de la granulie péritonéale et pulmonaire avec présence de bacilles. Au point d'inoculation, adhérences et chancre tuberculeux caractéristiques.

Examen microscopique de coupes : pas de bacilles de Koch.

OBSERVATION XV

(Etienne, *Arch. de Méd. expérim,,* 1898.)

Tuberculose pulmonaire. — *Endocardite.* — *Mort.* — *Autopsie.*

M. N. C. ., vingt ans.

Antécédents héréditaires. — Mère morte diabétique.

Antécédents personnels. — Bronchite à l'âge de cinq ans.

Etat actuel. — Appareil respiratoire, craquements humides.

Au cœur, léger *souffle systolique et présystolique à la pointe.*

Mort un mois après à la suite d'épistaxis très abondantes.

Autopsie. — Poumons : adhérences pleurales.

Deux cavernes au poumon droit, une au sommet, une à la base. Congestion et infarctus dans le poumon gauche.

Cœur : Suffusions hémorragiques sous-péricardiques, surtout à la face antérieure du ventricule droit.

Sur la valvule mitrale, végétations ayant le volume d'un pois, constituées par un amas de fibrine appliqué à la face ventriculaire de la valvule, et déterminant un léger degré d'insuffisance et de rétrécissement. La valvule reste cependant assez souple.

Examen bactériologique. — Sur diverses coupes qu'on a examinées on n'a point trouvé de bacilles de Koch. Par contre, on a rencontré un microbe en bâtonnet dont l'espèce n'est pas déterminée.

OBSERVATION XVI

(Etienne. *Arch. de Méd. expérim.*, 1898.)

Tuberculose pulmonaire. — Aucun signe cardiaque pendant la vie. — Lésions d'endocardite à l'autopsie.

H. G..,. vingt et un ans, ouvrier.

Antécédents héréditaires. — Rien à signaler.

Antécédents personnels. — Tousse depuis un an. Hémoptysies légères quelques jours avant son entrée à l'hôpital.

Etat actuel. — Signes d'induration aux deux sommets. Pas de craquements. Aucun symptôme cardiaque. Le malade quitte l'hôpital puis revient huit mois après. On constate alors des signes de cavernes sous les deux clavicules. Aucun symptôme cardiaque.

Le malade meurt vingt-deux jours après.

Autopsie. Cœur volumineux, végétation polypiforme, fibrineuse, grosse comme une noisette sur la valve gauche de la mitrale Couronne continue de végétations sur la valve droite.

Rien sur les sigmoïdes ni sur la tricuspide.

OBSERVATION XVII (Percy-Kidd).

(Thèse de Tessier.)

*Rhumatisme. — Mort. — Lésions de tuberculose au poumon.
— Endocardite.*

J... P..., vingt-quatre ans.

Antécédents personnels. — Rhumatisme articulaire quatre ans auparavant.

Pas de signe de tuberculose pendant la vie. Est resté à l'hôpital quatre mois.

Autopsie. — Poumons, nodosités fibro-caséeuses et tubercules miliaires des deux sommets. Pas de cavités.

Cœur : Poids 450 grammes. Hypertrophié. Dilatation du ventricule gauche. Valvule aortique insuffisante, très épaissie, entourée de végétations pendantes et molles. Valvule mitrale épaissie et bordée de petites granulations. Un des cordages tendineux est rompu.

OBSERVATION XVIII

(Thèse de Teissier.)

*Rhumatisme. — Tuberculose pulmonaire. — Endocardite.
— Mort. — Autopsie.*

L... P..., quarante-trois ans.

Antécédents personnels. — Rhumatisme articulaire aigu il y a neuf ans. Depuis huit jours, la malade éprouve des suffocations. On trouve des signes de pleurésie droite.

Cœur difficile à examiner. Bruits sourds.

Un peu d'œdème des membres inférieurs.

Autopsie. — Pleurésie droite de nature séreuse. Nombreuses granulations au niveau du sommet.

Cœur : Sur la valvule mitrale, quelques lésions d'apparence chronique : sur la face ventriculaire des valvules sigmoïdes aortiques, végétations récentes et molles.

II. *LÉSIONS ACCESSOIRES*

A côté de ces lésions de l'endocarde, le péricarde et le muscle cardiaque lui-même subissent certaines modifications que nous devons signaler.

Il est fréquent de voir la séreuse externe du cœur s'enflammer en même temps que la séreuse interne et suivant un processus analogue. On constate souvent à l'ouverture du péricarde tantôt des adhérences, tantôt des exsudats inflammatoires fibrineux, tantôt du liquide. Les inoculations de petites quantités de ce liquide faites à des cobayes peuvent servir à démontrer son origine tuberculeuse. Nous avons déjà vu dans l'observation XIV, des suffusions hémorragiques sous-péricardiques. L'observation XVIII suivie d'autopsie nous donne un exemple de péricardite avec épanchement séreux. En voici un second cas remarquable encore à d'autres points de vue.

OBSERVATION XIX

(Patel, *in Revue de Chirurgie*, 1901.)

Tuberculose pulmonaire (3e degré). — Ostéo-arthrite fongueuse, suppurée, tibio-tarsienne droite ; arthrite ancienne du pouce droit ; craquements diffus dans le coude droit, l'épaule droite. — Mort.

Autopsie. — Poumons : broncho-pneumonie tuberculeuse. — Cœur : insuffisance aortique, végétations valvulaires. — Articulation tibio-tarsienne : pyarthrose, synovite fongueuse, lésions du cartilage. — Lésions d'ostéo-arthrite, non suppurée. — Inoculations positives au cobaye. — Reproduction expérimentale des lésions valvulaires.

G... J..., 43 ans, lingère. Entre dans le service de M. le professeur Poncet le 9 mars 1901.

Antécédents héréditaires. — Rien à signaler.

Antécédents personnels. — Pas de maladie dans l'enfance. Réglée à dix-huit ans régulièrement. Les règles sont supprimées depuis trois ans. Rhumes tous les hivers. Pas d'enfants.

Premier séjour à l'Hôtel-Dieu, en août 1899, pour bronchite, hémoptysies et douleurs articulaires.

En juin 1900, nouveau séjour. Les articulations jusque là indemnes se prennent à leur tour. Ce sont le cou-de-pied droit, le pouce droit. Les autres articulations sont plus ou moins déformées.

Examen des poumons. — Thorax amaigri. A la palpation, vibrations exagérées. A la percussion, submatité des deux sommets. A l'auscultation, râles sous-crépitants du sommet droit et souffle cavitaire. Après la toux, gargouillement. Bronchophonie très nette. Au sommet gauche, respiration rude, craquements étendus, retentissement de la voix. Crachats purulents, hémop-

toïques très abondants survenant dans les efforts de vomisse-
ment.

État général mauvais. Pommettes rouges, yeux brillants.
Sueurs abondantes. Vomissements. Parfois subdélire.

T. = 38°8 le matin, 39 degrés le soir.

Le cou-de-pied de la malade est immobilisé dans une gouttière.

La malade meurt le 17 mars 1901 avec des signes de cachexie
tuberculeuse.

Autopsie. — Poumons adhérents au thorax au niveau du sommet, libres dans les trois quarts inférieurs. A ce niveau, la
plèvre contient environ un demi-litre de liquide séro-fibrineux.
A la coupe, les poumons présentent des lésions de broncho-
pneumonie tuberculeuse, si confluentes que le lobe supérieur a
presque l'apparence d'une pneumonie caséeuse. Dans le lobe
inférieur, on trouve des noyaux de ramollissement disséminés.
Il n'y a pas de véritables cavernes, mais simplement de petits
foyers de ramollissement.

Cœur : Baigne dans un liquide séreux et abondant.

Les gros vaisseaux de la base sont entièrement adhérents et un
tissu néoformé unit l'artère pulmonaire et l'aorte.

Le cœur droit ne présente pas de lésions valvulaires.

Dans le cœur gauche, on trouve :

a) Une insuffisance aortique produite par des végétations
papillomateuses siégeant sur le bord libre des valvules sigmoïdes,
et rendant leur rapprochement impossible. A l'épreuve de l'eau,
le liquide fuit très vite.

b) Une endocardite mitrale caractérisée aussi par des végétations siégeant sur le bord orificiel de la valvule. La base de la
valvule est épaissie et indurée ; la couleur de l'endocarde est
jaune. Il y a de petites plaques athéromateuses ; aucune zone
rouge congestionnée pouvant faire songer à une lésion récente.

Pas d'hypertrophie du cœur. Son poids est de 270 grammes.

Foie : Volumineux. Un peu muscade.

Rein : Capsule légèrement adhérente. A la coupe, atrophie
par place de la couche corticale.

Ovaires scléro-kystiques.

Articulations : *a)* Tibio-tarsienne. Capsule épaissie. Pus. Erosions des cartilages. Taches rougeâtres dans quelques gaines tendineuses.

b) Coude droit. Lésions analogues. OEdème gélatineux remplissant la cavité olécranienne.

c) Pouce droit. Erosion des cartilages.

d) Epaule droite. Petit point rouge sur la tête de l'humérus.

Inoculations pratiquées au cobaye par M. L. Dor. Elles ont toutes été positives, ce qui démontre bien la nature de l'affection. Disons aussi que, chez l'un des cobayes, il y a eu reproduction des végétations valvulaires trouvées chez la malade.

Lorsque le processus inflammatoire est ancien, il détermine surtout dans la forme scléreuse des déformations orificielles qui retentissent sur le myocarde pour l'hypertrophier en totalité ou en partie. Les affections de la valvule mitrale étant de beaucoup plus fréquentes, c'est le plus souvent au ventricule gauche que se limite cette hypertrophie. Sur les 17 autopsies dont nous avons pu nous procurer les résultats, le cœur se trouvait :

Hypertrophié . . . . 5 fois.
Atrophié . . . . 3 —
Normal . . . . 9 —

A côté de l'hypertrophie du ventricule gauche qui se produit dans les cas d'affection de la mitrale, se rencontre aussi la dilatation des cavités du cœur qui reconnaît comme cause la stase veineuse.

Nous n'insisterons pas sur les modifications des différents organes qui peuvent se produire au cours de la tuberculose (rein, foie, rate, poumon, etc...). Qu'il nous suffise de les signaler ici.

En définitive, absence presque complète de lésions destructives, présence de lésions irritatives à tendance fibro-plastique, voilà à quoi peut se résumer l'anatomie pathologique de l'endocardite du rhumatisme tuberculeux.

CHAPITRE IV

SYMPTOMATOLOGIE FORMES CLINIQUES

Les formes cliniques de l'endocardite du rhumatisme tuberculeux sont sensiblement les mêmes que celles du rhumatisme articulaire aigu franc. Nous pouvons les réduire aux 6 types suivants que nous passerons successivement en revue :

1° Endocardite sans souffle orificiel;
2° Insuffisance mitrale;
3° Insuffisance et rétrécissement mitral;
4° Rétrécissement mitral;
5° Insuffisance aortique;
6° Rétrécissement aortique;

1°Endocardite sans souffle orificiel. — C'est la forme que l'on rencontre le plus souvent. Elle se traduit par deux symptômes principaux, les palpitations et la tachycardie. (Voir obs. II, VIII, XI, XII, XIV, XVI, XX, XXI.)

Les palpitations sont fréquentes au cours de toutes les maladies de l'endocarde, mais ici, surtout en l'absence d'autres signes, elles semblent devoir attirer l'attention. Le poison tuberculeux, comme l'a dit Teissier, est vaso-dilatateur. Par suite de cette vaso-dilatation, la tension artérielle est abaissée et la tension veineuse augmentée. Ce double phénomène retentit par action réflexe sur l'innervation cardio-motrice, par le même mécanisme qu'une course forcée ou une émotion qui détermine la dilatation paralytique des capillaires. On pourrait encore admettre que les toxines tuberculeuses agissent comme excitant sur les terminaisons nerveuses du sympathique ou comme hyposthénisant sur les fibres terminales du pneumogastrique, paralysant ainsi l'action modératrice de ce nerf.

La tachycardie reconnaît les mêmes causes que les palpitations. Il est rare de la voir très intense dans cette forme d'endocardite en quelque sorte larvée. Elle est tantôt continue, tantôt intermittente, parfois transitoire, parfois durable. Jamais on ne constate de tachycardie excessive. Elle dépasse rarement 140 ou 150 pulsations à la minute. Dans certains cas, où les fibres du myocarde sont envahies en même temps que l'endocarde par l'infection tuberculeuse, elle peut être due à l'affaiblissement du muscle cardiaque qui supplée par le nombre, à l'insuffisance de ses contractions.

Quelquefois, à côté des deux symptômes que nous venons de signaler, l'auscultation attentive révèle l'existence d'un souffle présentant tous les caractères des souffles extra-cardiaques. C'est le cas des deux observations suivantes :

OBSERVATION XX (Hanot).

(*in* thèse de Teissier.)

*Tuberculose pulmonaire. — Rhumatisme antérieur.
— Endocardite mitrale aiguë. — Mort. — Autopsie.*

M. P..., vingt-six ans, camionneur. Entre le 18 janvier 1891.

Antécédents personnels. — A l'âge de treize ans, rhumatisme articulaire aigu ayant duré quatre mois. Depuis huit mois le malade se plaint d'avoir la respiration courte et d'avoir maigri. Il a perdu l'appétit, surtout depuis deux mois.

Il y a huit jours point de côté à droite. Toux avec expectoration striée de sang. On trouve les signes d'une tuberculose pulmonaire. Il y a des bacilles dans les crachats.

Etat actuel. — *Au niveau de la pointe du cœur souffle râpeux, dur, systolique, ne se propageant pas nettement vers l'aisselle, disparaissant quand le malade s'asseoit.* Dans les derniers jours, douleur et empâtement dans la fosse iliaque droite.

Autopsie — Poumons. Grande caverne ancienne dans le lobe supérieur du poumon gauche. Pluie de fine granulations tuberculeuses dans toute l'étendue des deux poumons.

Cœur : La face auriculaire des deux valves de l'orifice mitral présente une bande de végétations. L'endocarde est rosé. Sur une des valves aortiques, petite nodosité.

Examen bactériologique négatif.

OBSERVATION XXI (inédite).

(Due à l'obligeance du Dr Chambelland.)

Tuberculose pulmonaire. Endocardite.

Léon Mathieu, vingt-cinq ans, garçon marchand de vin.

On ne relève rien d'intéressant dans les antécédents héréditaires ni personnels.

A vingt-quatre ans, grippe suivie d'hémoptysies abondantes.

Le malade entre le 22 octobre 1902 dans le service du Dr Dieulafoy. Au poumon, signes de bacillose au début dans toute la fosse sous-épineuse du côté gauche. Inspiration très soufflante et expiration prolongée. Submatité dans la même région.

Au cœur : léger *souffle systolique ; à la pointe, souffle s'affaiblissant par le repos*. Palpitations et dyspnée fréquente à l'occasion du moindre effort.

2° Insuffisance mitrale. — Après la forme clinique précédemment décrite, c'est l'insuffisance mitrale que l'on rencontre le plus souvent. Les malades présentent alors de l'oppression, de la dyspnée. Cette variété prédispose les sujets aux hémoptysies et aux œdèmes périphériques. A l'auscultation, on entend un souffle systolique râpeux, dont le maximum est à la pointe et qui se propage dans l'aisselle (Obs. VI, XXV).

OBSERVATION XXII (inédite).

(Salle B. Teissier. Hôtel-Dieu de Lyon).

Tuberculose pulmonaire. — Endocardite.

Claudine V..., vingt-quatre ans, apprêteuse.

Antécédents. — Fièvre typhoïde à quatorze ans. Première bronchite à vingt et un ans.

Etat actuel. — Submatité au sommet gauche. Quelques râles et craquements humides disséminés dans la fosse sous-épineuse gauche.

Crachats muco-purulents.

Au cœur : tachycardie. *Premier bruit légèrement soufflant à la pointe se propageant vers l'aisselle.*

OBSERVATION XXIII (inédite).

(Due à l'obligeance du Dr Chambelland).

Rhumatismes. — Tuberculose. — Insuffisance mitrale.

A. J..., vingt-trois ans, couturière.

Antécédents personnels. — Fluxion de poitrine à onze ans. Rhumatismes articulaires à dix-neuf ans. Stigmates d'hystérie. Bronchites presque tous les hivers.

Au cœur : *Souffle systolique d'insuffisance mitrale.*

Au poumon : Submatité du sommet gauche.

Légère rudesse inspiratoire ; affaiblissement des deux temps de la respiration.

OBSERVATION XXIV (inédite).

Recueillie dans le service du Dr Barié à l'hôpital Laënnec).
(Due à l'obligeance du Dr Chambelland).

Rhumatisme fruste. — Tuberculose pulmonaire. — Endocardite mitrale avec souffle à la pointe. — Mort. — A l'autopsie, lésions d'endocardite et de péricardite.

Laurent, femme M..., vingt-huit ans, journalière. Entrée le 11 décembre 1900.

Antécédents héréditaires. — Quatre frères et une sœur en bonne santé.

Antécédents personnels. — A douze ans, rhumatisme fruste et chorée. Epistaxis abondantes.

A dix-huit ans, fluxion de poitrine. Se marie et a un enfant mort.

Histoire de la maladie : Elle entre à l'hôpital parce qu'elle a eu des crachements de sang répétés remontant à une quinzaine de jours. Il y a un an elle a eu sa première hémoptysie abondante et, depuis cette époque, elle tousse et crache beaucoup.

Amaigrissement. Insomnies. Sueurs nocturnes. Inappétence.

Examen actuel. — Poumons : Diminution des vibrations thoraciques aux deux sommets.

Matité au sommet droit. Submatité au sommet gauche. Douleurs dans les fosses sous-épineuses. Craquements. Retentissement de la voix. Quelques râles fins au sommet gauche. En arrière, douleur dans les espaces intercostaux à gauche. Diminution des vibrations thoraciques. Submatité et râles sous-crépitants sous la clavicule.

Cœur : bat dans le cinquième espace sur la ligne mammelonnaire *Souffle systolique à timbre aigu à la pointe avec propagation dans l'aisselle. Deuxième bruit plus frappé à la base.* Pas d'albumine. Pas de fièvre.

Examen positif des crachats.

La malade sort le 18 janvier 1901.

Retour au service le 16 février 1901.

Les signes pulmonaires sont plus accentués. Les signes cardiaques sont les mêmes.

On ne constate pas d'arythmie ni de frémissement cataire. Pas d'albumine.

25 février. — Hémoptysie légère. Les crachats augmentent. Toujours pas de fièvre.

2 décembre 1901. — Le souffle systolique persiste. Gros foie lisse, douloureux, à bords tranchants mesurant 17 centimètres sur la ligne mamelonnaire.

6 décembre. — Œdème malléolaire bilatéral, blanc, mou, à godets facilement dépressibles.

8 décembre. — Douleurs de périhépatite. Vomissements sans toux.

22 janvier 1902. — Persistance des signes hépatiques et des vomissements.

14 février 1902. — Autopsie : Foie énorme, lardacé, lisse, friable, granulations graisseuses.

Poumons : gauche, pleurésie avec adhérences, cavernes. Granulations en voie de ramollissement. Droit. Affaissé à sa partie inférieure. Caverne au sommet. Pneumonie fibrineuse.

Rein : Gros, lardacé, à capsule adhérente. Pas tuberculeux. Dégénérescence amyloïde.

Rate : Grosse, 320 grammes. Un peu molle et diffluente.

Cœur : petit, 280 grammes. Symphyse péricardique. Hypertrophie légère de la paroi du ventricule gauche. Bourrelet épais, scléreux du bord libre de la mitrale.

Léger athérome de l'aorte au niveau des coronaires. Sigmoïdes souples.

3° Insuffisance et rétrécissement mitral. — Nous avons trouvé cette variété dans nos observations III et XV. Elle se traduit par la présence simultanée des signes propres à l'insuffisance et au rétrécissement mitral. On entend deux souffles à la pointe. L'un de ces souffles est systolique et se prolonge pendant le petit silence, l'autre est diastolique ou présystolique. Le premier est strident, le second beaucoup plus sourd. Le dédoublement du second bruit n'est pas constant et le frémissement cataire peut manquer.

4° Rétrécissement mitral. — Les signes du rétrécissement mitral se trouvent rarement au complet. Souvent ils sont masqués en partie par l'arythmie, mais on peut néanmoins distinguer un souffle présystolique ou un roulement diastolique. A la palpation, il sera parfois possible de sentir le frémissement cataire. Le rétrécissement mitral chez les tuberculeux peut rester silencieux de longues années et donner lieu tout d'un coup, comme chez la malade de notre observation IV, à une attaque d'asystolie.

5° Insuffisance aortique. — On retrouve ici les symptômes ordinaires, pouls de Corrigan. hypertrophie du cœur, souffle diastoliue à la base (Obs. V).

Lorsque l'insuffisance est très grande, le souffle peut manquer, les valvules étant tellement réduites qu'elles ne peuvent plus produire aucune vibration.

6° **Rétrécissement aortique.** — Cette forme est caractérisée par une hypertrophie du ventricule gauche et un souffle systolique râpeux et vibrant pouvant se propager dans les gros vaisseaux qui naissent de l'aorte.

Nous insistons peu sur les symptômes de ces différentes variétés d'endocardite qui ne donnent aucun signe stéthoscopique différent des signes constatés dans les mêmes lésions orificielles d'origine quelconque.

A côté de ces signes fonctionnels ou locaux prennent place un certain nombre de symptômes généraux qui sont dus les uns à la tuberculose, les autres à sa localisation sur le cœur. Qu'il nous suffise de les rappeler brièvement.

L'œdème des membres inférieurs se rencontre assez fréquemment. Il n'offre ici rien de particulier. Il débute par la région périmalléolaire, ne se manifestant d'abord que le soir à la suite d'une fatigue, d'une station verticale prolongée, etc., puis il devient permanent et gagne les cuisses, le scrotum, la vulve, les parois abdominales.

Les congestions viscérales, le foie cardiaque, l'ascite se rencontrent dans les cas graves.

La fièvre, les sueurs nocturnes, l'amaigrissement, l'anorexie sont le fait de la cachexie tuberculeuse et sont liés plus particuliérement à l'évolution d'une tuberculose viscérale concomitante. Dans les cas où la tuberculose est atténuée sur les viscères comme sur l'endocarde, on ne les rencontre pas et l'état général reste alors inaltéré,

CHAPITRE V

PRONOSTIC — DIAGNOSTIC — TRAITEMENT

Le pronostic immédiat de la lésion qui nous occupe
est très souvent bénin. Nous avons vu, en effet, que les
formes légères sont de beaucoup les plus fréquentes.
Tant que les lésions ne se traduisent par d'autres symptômes que des palpitations ou une simple fréquence des
battements cardiaques, la maladie évolue presque toujours vers la guérison. Sous l'influence d'un traitement
général approprié, tous les phénomènes s'amendent et
l'on voit peu à peu le malade revenir à la santé. Mais
quelquefois aussi l'endocardite larvée n'est que le premier stade d'une cardiopathie plus grave qui occasionne
bientôt des déformations des orifices. Le pronostic
devient alors plus réservé. Il n'est cependant pas rare
d'observer, même dans ce dernier cas, une amélioration
inespérée. Nous avons vu dans notre observation I une
jeune fille de vingt ans, atteinte de tachycardie énorme
avec palpitations et souffle aortique systolique, guérir
très rapidement et très complètement sous l'influence
d'un court séjour dans le Midi. La véritable endocardite tuberculeuse ne guérit pas, pas plus que ne guérit
la véritable méningite tuberculeuse. Lorsque l'infection
bacillaire appose sur un organe sa signature habituelle

(granulation miliaire), le fonctionnement de cet organe est presque irrémédiablement compromis. C'est seulement lorsque la maladie évolue sous forme de rhumatisme tuberculeux soit articulaire, soit abarticulaire, qu'on peut porter un pronostic bénin. La connaissance absolue de ces tuberculoses atténuées est donc indispensable au praticien, s'il veut éviter des méprises. Est-ce à dire que la guérison est certaine chez tous ces malades? Non, à coup sûr, car le rhumatisme tuberculeux ne met nullement le sujet qui en est porteur à l'abri des tuberculoses viscérales graves. Il faut envisager aussi la question du terrain. Un organisme envahi par le bacille de Koch peut résister de longues années tant que les conditions hygiéniques lui permettent une lutte à armes égales, mais du jour où le milieu change, où l'aide d'un bon traitement général vient à manquer, le bacille reprend le dessus et la terminaison fatale est la règle.

Le diagnostic n'est pas toujours facile. Il comporte deux parties.

    1° Diagnostic de l'endocardite ;
    2° Diagnostic de sa nature.

Simple dans les cas où la lésion se traduit par des signes stéthoscospique très nets, le diagnostic de l'endocardite devient au contraire d'une grande difficulté lorsque seules les palpitations et la tachycardie viennent attirer l'attention du côté du cœur. Dans les cas où les signes cardiaques sont immédiatement consécutifs à une poussée rhumatismale, il n'en faut pas davantage pour étayer un diagnostic, mais que penser lorsque ces symptômes éclatent comme première manifestation de l'infection bacillaire en l'absence de tout accident du côté des articulations? On en est alors réduit, dans la plupart des cas, à attendre une autre localisation qui généralement ne tarde pas à se produire.

Lorsque l'endocardite est diagnostiquée, il reste encore à déterminer sa nature. Est-ce une endocardite tuberculeuse larvée, est-ce une endocardite rhumatismale commune? Il faut alors fouiller avec soin les antécédents. Nous apprenons que le malade a eu autrefois, ou vient d'avoir récemment des douleurs articulaires, et le problème se réduit à celui beaucoup plus simple du diagnostic différentiel entre le rhumatisme articulaire aigu franc et le rhumatisme tuberculeux. Nous empruntons à la thèse d'Egmann les signes qui permettent de faire un tel diagnostic. C'est d'abord l'inefficacité de la médication salicylée et la tendance à l'ankylose. De plus, le maximum de la douleur siège au niveau de l'interligne au lieu de siéger dans les parties péri-articulaires.

Il est bon de tenir compte des antécédents héréditaires et personnels du malade. Un amaigrissement rapide chez un sujet jeune, à santé délicate, exposé de par sa profession au contage tuberculeux sera quelquefois le seul indice permettant de dépister sous ces arthralgies fugaces l'infection bacillaire.

L'auscultation attentive des sommets, les cicatrices d'abcès froids, les sueurs nocturnes, la douleur à la percussion du thorax; les vomissements à la suite des quintes de toux seront autant de signes qu'on ne devra point négliger.

Il faudra ensuite, par un interrogatoire minutieux, éliminer l'hypothèse toujours possible d'un rhumatisme blennorragique. Enfin, le séro-diagnostic et le cyto-diagnostic aidés de l'expérimentation (inoculation au cobaye) lorsqu'on pourra se procurer du liquide articulaire viendront donner des renseignements de la plus haute importance, comme dans l'observation suivante :

OBSERVATION XXV

(Recueillie à l'hôpital militaire Desgenettes par le Dr Géniaux.)

Rhumatisme polyarticulaire. — Hydarthrose du genou. — Tuberculose pulmonaire. — Souffle d'endocardite mitrale. — Ponction du genou. — Séro-diagnostic et cyto-diagnostic positifs. — Inoculation négative.

V. P., 99e régiment d'infanterie, 22 ans.

Antécédents héréditaires. — Père mort d'un cancroïde de la lèvre.

Mère morte de chagrin (?) six mois après. Frères et sœurs en bonne santé.

Antécédents personnels. — Chorée. Incoordination marquée, surtout à gauche.

Pas d'autres maladies. Jamais de blennorragie.

Il y a quatre jours, le malade fut pris de malaise général et de courbature. Puis survint un gonflement des deux genoux et des deux pieds. Le malade entre à l'hôpital.

Sa température est de 38°4. Il se plaint surtout des membres inférieurs et particulièrement du genou gauche. Celui-ci est tuméfié, chaud mais pas rouge. Les mouvements provoqués ou spontanés sont douloureux.

Les autres articulations (genou droit, cou-de-pied) présentent les mêmes signes, mais à un degré moins marqué. Douleur profonde dans les articulations coxo-fémorales. Douleurs assez vagues dans les épaules, mais en somme les membres supérieurs sont épargnés. Les mouvements y sont possibles, sauf une légère douleur.

Au cœur, la pointe bat dans le cinquième espace, à 2 centimètres en dehors du mamelon. Le premier bruit est assourdi et soufflant. *Le souffle est systolique, il a son maximum à la pointe et se propage dans l'aisselle.* Rien à la base. Le pouls est petit. Il bat à 64. Pas de palpitations, mais simplement un peu de dyspnée d'effort.

Rien d'anormal aux poumons.

Appareil digestif: inappétence. Insomnies.

Les urines sont normales. Il n'y a pas d'albumine.

3 mars. — Etat général satisfaisant. Ni sueurs nocturnes, ni anémie. Le malade a eu depuis l'entrée une légère épistaxis. On pratique la ponction du cul-de-sac sous tricipital gauche. On retire 10 centimètres cubes de sérosité claire, filante, jaune, muqueuse, neutre.

Traitement : 1er jour, 8 grammes de salicylate de soude.

  — 2e — 5 —   —

Amélioration notable. Les mouvements deviennent moins douloureux, mais le genou gauche demeure toujours l'articulation la plus gonflée.

6 mars. — État général très satisfaisant. Les douleurs et la tuméfaction ont disparu. Hier, le malade s'est levé. L'appétit commence à revenir. Le sommeil est bon.

Traitement : 1 gramme de salicylate de soude.

Température, 28 février, 38°4.

  — 1er mars, 38°1.

  — 2 mars, 37°4.

puis descend au-dessous de 37 degrés.

10 mars. — Suppression du salicylate de soude.

14 mars. — Le malade a ressenti hier des douleurs vagues dans le genou et le pied gauche.

Aujourd'hui, endolorissement dans les deux membres infé-

rieurs sans tuméfaction. Pas de fièvre. Enveloppement au salicylate de méthyle. Insomnie. Appétit normal.

Au cœur : Mêmes signes que précédemment.

Aux poumons : Le malade s'est mis à tousser depuis quelques
jours et à expectorer des crachats muco-purulents peu abondants. A l'auscultation, signes de bronchite légère. Malgré le
résultat positif de la séro-réaction, l'examen attentif des sommets ne donne rien de particulier, si ce n'est peut-être un peu
de submatité au sommet droit. A l'inspection de la cage thora-
cique, on constate que tout le côté droit est beaucoup plus déve-
loppé que le côté gauche. Le malade affirme n'avoir jamais eu
de pleurésie. On ne peut non plus attribuer cette asymétrie à
l'habitude de porter des fardeaux du côté droit, cette habitude
étant niée par le malade. Pas de scoliose.

Pas d'amyotrophie. Pas de douleur à la percussion. On ne
trouve que des signes négatifs.

8 avril. — Les douleurs articulaires ont complètement disparu. L'appétit est bon. Pas de fièvre. Pas de toux. Sommeil
excellent. Au cœur, le bruit de souffle systolique à la pointe
et le frottement péricardique dans la région méso-cardiaque
persistent avec toute leur intensité.

29 avril. — État stationnaire. Craquements dans les genoux.
Traitement, iodure de potassium.

Le malade est proposé pour la réforme.

11 mai. — État général excellent. Pas d'amaigrissement. Pas
d'anémie.

Faciès satisfaisant. Bon appétit. Les fonctions digestives sont
normales. Le sommeil est bon. Pas de sueurs nocturnes. Pas de
fièvre.

Pas de craquements dans les articulations. Pas d'atrophie mus-
culaire.

Au cœur, souffle systolique se propageant dans l'aisselle et
ayant son maximum à la pointe. Au sus-apex et dans la région
mésocardiaque, frottement rude, râpeux, méso-systolique. Rien
à la base. P. = 75.

Rien aux poumons. Le malade quitte l'hôpital le 15.

Études faites sur le liquide de la ponction du 28 février.

1° Cytologie :

Poly . . .	Sang, 48	Sérosité articulaire,	25
Lympho .	— 52	—	42
Mono . .	— ?	—	22
		Sanguins. . . .	11

2° Séro-diagnostic :

Sang. . . . + 10   Sérosité . . . + 5

3° Ensemencement, nul.

4° Inoculation au cobaye le **3** mars. L'animal est sacrifié le 29 avril.

On ne trouve rien.

Le traitement doit s'adresser au cœur, mais surtout à la tuberculose. Comme traitement local, on se trouvera bien des révulsifs appliqués sur la région précordiale. Les émissions sanguines locales, les sangsues, les ventouses scarifiées, la révulsion sous toutes ses formes pourront rendre de signalés services. Lorsque la maladie évoluera vers l'état chronique et lorsqu'on verra survenir l'asystolie, les préparations de digitale formeront la base du traitement.

Mais cette évolution fâcheuse ne sera pas à redouter si l'on institue, dès le début de la maladie un bon traitement général. Il faudra tout d'abord soustraire le malade à toutes les causes de contagion. lui donner la glycérine et les lécithines comme aliment d'épargne, lui administrer par intervalles les préparations arsénicales et la créosote, mais surtout lui recommander la suralimentation, la vie au grand air, la campagne, les sanatoriums, les stations thermales, le séjour dans les climats tempérés et les altitudes élevées. On aura ainsi très souvent la satisfaction de voir survenir bientôt une amélioration notable ou même un retour à la santé complète puisque dans bon nombre de cas, ces lésions de tuberculose atténuée ne demandent qu'à guérir.

CONCLUSIONS

A côté des endocardites tuberculeuses déjà connues et caractérisées par des productions pathologiques considérées jusqu'à ce jour comme spécifiques des lésions bacillaires, granulations miliaires, caséification, etc..., et sous le champ du microscope follicules tuberculeux, cellules géantes (localisation des plus rares sur l'endocarde) doivent prendre place des endocardites tuberculeuses atténuées purement inflammatoires, et par ces derniers caractères anatomiques entre autres relevant du rhumatisme tuberculeux décrit par M. le professeur Poncet.

Ces endocardites seraient dues au poison tuberculeux. Elles sont les produits réactionnels d'une toxémie locale.

Elles surviennent dans le cours du rhumatisme tuberculeux articulaire, mais aussi en dehors de toute arthropathie présente ou passée. Elles peuvent être, comme dans d'autres états infectieux, la première manifestation d'une intoxication locale d'origine bacillaire.

Ces lésions paraissent caractérisées cliniquement par leur mobilité et leur curabilité plus facile.

L'enchaînement des faits cliniques établit leur nature et on ne saurait demander très probablement le plus souvent aux inoculations aux cobayes et à d'autres modes de contrôle la preuve de leur origine tuberculeuse, puisqu'il peut et il doit s'agir avant tout d'un processus local engendré par la tuberculine, et par cela même, non bacillifère.

Dans tous les cas de ce genre, il faudra dorénavant, cela va sans dire, s'entourer de toutes les garanties permettant d'établir un diagnostic positif. Mais actuellement la question est trop récente pour que nous puissions disposer de tels documents.

Nous avons réuni vingt-cinq observations d'endocardite inflammatoire chez des tuberculeux sans lésions considérées comme spécifiques. D'après les détails dans lesquels nous sommes entrés, nous les tenons pour des cardiopathies d'origine tuberculeuse. A des observations plus nombreuses et prises comme nous le démontrons dans notre thèse, en s'inspirant des notions nouvelles sur le rhumatisme tuberculeux, il appartient de démontrer le bien-fondé de notre opinion et la fréquence de pareilles lésions.

INDEX BIBLIOGRAPHIQUE

Andérodia (V. Hobbs).

Babès (V. Cornil).

Banquet, thèse Bordeaux, 1898-1899.

Bard, (V. Mouïsset).

Barié, la Tuberculose du cœur *(Sem. médic.,* 2 déc., 1866.)

Benda, Endocardite tuberculeuse et granulie aiguë *(Deut. mediz. Zeit.,* 7 février 1898 ; *Gaz. hebdom.,* 17 février 1898).

Bérard et Mailland, *Gaz. hebd.,* 3 nov. 1900.

Biondi, Végétations endocardiques, chez les tuberculeux *(Centralbl. f. allg. Pathol. u. Pathol. Anat.,* 23 fév. 1895).

Blum (V. Michaellis).

Brengues (V. Sabrazès).

Brosch, Tuberculose du cœur simulant le syndrome de Weill *(Wiener med. Presse,* 1896).

Caennens, thèse de Lyon, 1891-1892.

Capmarty, *Coexistence de la tuberculose avec les maladies du cœur,* (th. Paris, 1896-1897).

Castaigne, Recherches récentes sur la tuberculose des séreuses *(Revue de la tuberculose,* 1900).

Cornil et Babès, *Abeille médicale,* 1884.

Corvisart, *Essais sur les maladies du cœur et des gros vaisseaux.*

Courmont, *Endocardite tuberculeuse* (Soc. de méd., de Lyon).

Danlos et Gillet. *Bulletin et Mémoires de la Soc. de méd. des hôp.,* 1900.

Dénarié, *Loire médicale,* 1895.

Durand et Mongour, *Compte rendu du Congrès de tub.* (Paris, juillet 1898).

Egmann, thèse Lyon, 1901-1902.

Etienne, Endocardite dans la tuberculose et endocardite à bacilles de Koch *(Arch. de méd. expérim.*, 1898).

Fraenkel, Altération du cœur chez les tuberculeux *(Soc. de méd int. de Berlin,* 1895).

Graham, Tuberculose pulmonaire et lésions mitrales associées *(Brit. med. Journ.*, 28 nov. 1896).

Gillet (V. Danlos).

Giovani (de), Le cœur chez les phtisiques *(Gaz. med. de Torino,* 1893).

Giraudeau, Endocardites tuberculeuses et endocardites chez les tuberculeux *(Bull. médic.*, 24 juillet 1895).

Hanot, Endocardite tuberculeuse *(Arch. de méd.*, juin 1893).

Hobbs et Andérodias, Rétrécissement mitral pur et tuberculose du genou chez une femme âgée *(Soc. d'Anatom. et de Physiol.*, Bordeaux, 1899).

Huchard, Rétrécissement mitral et tuberculose pulmonaire *(Bull. méd.*, 13 mai 1894).

Lancereaux, *Atlas d'anatomie pathologique.*

Lépine et Bard, Endocardite et tuberculose *(Soc. méd. de Lyon,* 25 avril 1894).

Letulle, Tuberculose de l'endocarde *(Bull. Soc. Anat.*, 1874).

— Tuberculose du cœur *(Soc. anat.*, 19 fév. 1897).

Leyden, Affections du cœur dans la tuberculose *(Soc. de méd. Int. de Berlin,* 25 nov. 1895).

Londe et Petit, *Arch. génér. de méd.*, 1894.

Lion, th. Paris, 1890.

Mailland, *Presse médicale,* 1901.

Martin-Durr, *Soc. Anat.*, 23 fév. 1894.

Michaéllis et Blum, Production expérimentale de l'endocardite tuberculeuse *(Deut. mediz. Zeitg,* 1er sept. 1898).

Mongour (V. Durand).

Mouisset et Bard, Tuberculose pulmonaire et endocardite *(Soc. des Sc. médic. de Lyon,* 7 fév. 1894).

Otto, Antagonisme entre les lésions valvulaires du cœur et la
tuberculose pulmonaire *(Arch. f. Anat. u. path. Anat.*,
10 avril 1896),

Patel, *Revue de chirurgie*, 1901. — *Gazette hebdomad.*, 1901-
1902.

Perroud, Des endocardites aiguës de la granulie *(Lyon médical*,
1875).

Petit (V. Londe).

Potain, *Semaine Médicale*, 1892.

— *Leçons et mém. cliniq. médic. Charité*, 1894.

— Rétrécissement tricuspidien d'origine tuberculeuse *(Médecine moderne*, 9 janv. 1895).

— Affection mitrale et tuberculose *(Rev. génér. de cliniq.
et thérap.*, nov. 1893).

Poncet, Congrès de chirurgie, 1897.

— Société de médecine de Lyon, 1900.

— Académie de médecine, 1901 (séances des 23 juill. et
22 oct. 1902).

— Leçons cliniques de l'Hôtel-Dieu (1900-1901-1902).

Revue de la tuberculose, 1894-1902.

Rindfleich, *Traité d'anatomie pathologique*.

Rokitansky, Insuffisance aortique et tuberculose pulmonaire
(Allg. Wien med. Zeitg, 30 oct. 1899).

Sabrazès et Brengues, Tubercule du volume d'un pois implanté
à la base d'une valvule sigmoïde de l'artère pulmonaire
(Soc. médic. des Hôpit., 1899).

Teissier, *Lésions de l'endocarde chez les tuberculeux* (th. Paris,
1893-94).

Thévenot, Rhumatisme familial *(Méd. moderne*, 30 avril 1902).

Trébeneau, th. Lyon, 1901-1902.

Tripier, Endocardite tuberculeuse *(Arch. de méd., expérim.*,
1890).

— Note sur la coexistence apparente d'une maladie de cœur
et de la phtisie pulmonaire *(Lyon médic.*, 1879).

Vaissade, th. Lyon, 1902.

Villedieu, th. Lyon, 1901-1902.

Wagner *Archiv. der Heilkunde*, 1861.

Weill, *Traité clinique des maladies du cœur chez les enfants.*

Williams, Phtisie compliquant une affection mitrale *(Deut. Mediz. Zeitg,* 7 fév. 1898).

Withe, Tuberculose avec signes particuliers du côté du cœur *(Lancet,* 19 nov. 1898).

Lyon. — Imp. A. Rey, 4, rue Cons... — 31353

www.ingramcontent.com/pod-product-compliance
Ingram Content Group UK Ltd.
Pitfield, Milton Keynes, MK11 3LW, UK
UKHW020031100726

13658UKWH00003B/1239